MORT APPARENTE

ET

VICTIMES IGNORÉES

PAR

LE DOCTEUR CH. BOILLET

Vox clamantis in deserto

PRIX : 1 FRANC

PARIS

V. ADRIEN DELAHAYE ET Cie, LIBRAIRES-ÉDITEURS

Place de l'École-de-Médecine

—

1876

MORT APPARENTE

ET

VICTIMES IGNORÉES

PAR

LE DOCTEUR CH. BOILLET

Vox clamantis in deserto.

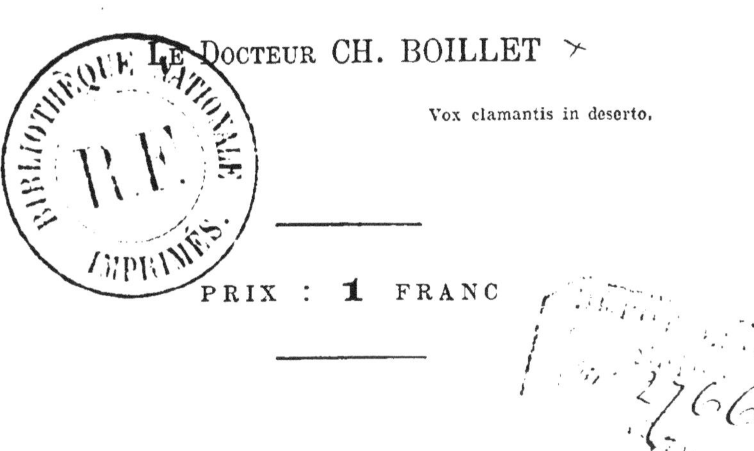

PRIX : 1 FRANC

PARIS

V. ADRIEN DELAHAYE ET Cie, LIBRAIRES-ÉDITEURS

Place de l'École-de-Médecine

1876

PARIS. IMPRIMERIE BLOT ET FILS AINÉ, RUE BLEUE, 7.

AVANT-PROPOS

De plus puissantes voix que la nôtre ont souvent dénoncé la loi sur les décès ; mais, tout entiers aux choses de la terre, les vivants ne se sont guère occupés des morts : pourtant la tombe a vu de sombres drames ! !... Fidèle écho d'éloquentes plaintes, puissions-nous en provoquer d'autres, jusqu'au jour où Justice sera faite !

Paris, février 1876.

MORT APPARENTE

ET

VICTIMES IGNORÉES

« Qui tôt ensevelit bien souvent assassine
« Et tel est cru défunt qui n'en a que la mine...

MOLIÈRE.

Pas n'est besoin de dire que la question qui nous occupe date des temps les plus reculés. Elle s'est imposée à toutes les époques, du moins par quelqu'un de ses côtés, comme l'une des préoccupations les plus générales et les plus légitimes et la succession des âges ne lui a rien fait perdre de son interêt, ni de son actualité. Depuis plus d'un siècle de nombreux écrits lui ont été consacrés et le don de divination n'est point nécessaire pour prédire à coup sûr que la liste n'est pas close des écrivains qui la reprendront encore jusqu'à ce que la *vérification médicale* des décès devienne partout obligatoire et présente enfin toutes les garanties désirables d'infaillibilité, quant à la certitude de la mort et de science clairvoyante quant aux circonstances criminelles qui peuvent s'y rattacher.

Ce n'est certes point la prétention de renchérir sur les excellentes études publiées jusqu'ici qui nous a fait prendre la plume ; nous pensons qu'il serait difficile de faire mieux ; aussi n'avons-nous d'autre but que de condenser dans un cadre étroit les principaux éléments de cette palpitante question qu'il nous semble utile de faire connaître et même de vulgariser.

Si notre exposé sommaire met en goût quelques lecteurs et leur donne le désir de consulter d'intéressants travaux sur cet attachant sujet, nous pouvons leur recommander de préférence les articles des docteurs Tourdes et Tardieu dans les nouveaux dictionnaires de médecine et les monographies si curieuses de Bruhier, de Lallemand, de Julia de Fontenelle, de Josat, de Bouchut et de Bambosson.

Dans leur défiance des signes prochains de la mort qui pour eux restait incertaine jusqu'à ce que la putréfaction fût avancée, les anciens retardaient exagérément l'époque des funérailles. Par crainte de livrer au bûcher ou à la terre des corps qui gardaient peut-être un restant de vie, les Grecs, les Egyptiens, les Romains, etc., etc., attendaient que la décomposition putride fût manifestement établie et c'est seulement alors qu'après les premiers jours de deuil ils procédaient aux dernières cérémonies funéraires.

Ces peuples ont eu des imitateurs : en Angleterre, par exemple, on attend toujours la putréfaction pour porter les corps en terre; en Allemagne c'est aussi cette circonstance tardive qui décide de l'époque des enterrements. « La putréfaction s'établissant en général de la 48e à la 72e heure, dit Schurmeyer, le minimum de 48 heures doit être posé comme règle. » On s'est donc rangé à cet avis en Prusse, où l'on n'enterre qu'après 72 heures et en Autriche où cet acte n'a lieu qu'après 48 heures.

Loin de se conformer à cette mesure d'extrême prudence et surtout d'imiter les anciens Perses « qui n'inhumaient aucun cadavre sans que son odeur putride n'eût attiré les oiseaux de proie, » les peuples du Bengale n'attendent même point le dernier soupir des moribonds pour les jeter dans le Gange. Quoique monstrueuse, cette atrocité s'inspire pourtant d'un sentiment pieux et tendre car, d'après les dogmes de Brahma, les félicités célestes appartiennent à ceux qui rendent l'âme dans les eaux du *fleuve sacré* et c'est pour assurer aux objets de leur affection cet ineffable bonheur que les Hindous les noient dans *l'onde lustrale* avec tant de zèle et de candeur.

Les Espagnols et les Portugais, si pressés, dit-on, de se séparer des défunts, ne sauraient arguer en cela de leurs dogmes religieux : il paraît que dans ces deux pays on risque fort d'être enterré pour peu que l'on dorme longtemps.

La coutume antique des inhumations tardives s'affaiblit en même temps que les croyances païennes qui l'avaient consacrée ; elle finit même par tomber en une telle désuétude qu'au XVIe siècle Saint Charles Borromée, pour mettre un frein à de nombreux abus, défendit de procéder aux enterrements moins de 12 heures après le décès et porta ce délai à 24 heures pour les cas de mort subite. Mais cette ordonnance ecclésiastique n'était guère obéie que des âmes pieuses ; aussi n'a-t-elle dû prévenir que dans une insuffisante mesure d'imprudentes ou de criminelles inhumations.

Qui pourrait songer sans effroi au temps qu'a duré en France l'état d'incurie, l'absence de toute réglementation à ce sujet? Le premier décret sur la vérification des décès date seulement de 1792 et c'est encore lui qui régit textuellement aujourd'hui cette grave matière.

Or, interrogeons le texte de la loi, consultons son esprit et sa portée, observons comment elle s'applique et voyons s'il n'y a vraiment que les imaginations peuplées de fantômes qui puissent s'effrayer de son insuffisance et de ses imperfections?

Art. 77. — « Aucune inhumation ne sera faite sans une autorisation de l'officier de l'état civil qui ne pourra la délivrer qu'après s'être transporté auprès de la personne décédée pour s'assurer du décès et que vingt-quatre heures après le décès, hors les cas prévus par les règlements de police. »

Art. 78. — « L'acte de décès sera donné par l'officier de l'état civil sur la déclaration de deux témoins qui seront, s'il est possible, les deux plus proches parents ou amis. »

Cette loi qui, comme telle, est obligatoire jusque dans le moindre hameau, enjoint à l'officier de l'état civil de se transporter auprès du défunt pour constater la réalité de la mort, et, sans doute aussi, pour s'assurer qu'elle n'est point le résultat d'un crime. — Mais, ce magistrat ne possède que rarement les connaissances nécessaires pour remplir utilement cette délicate mission ; aussi, la plupart du temps s'en exempte-t-il sans qu'un mandataire compétent, tel qu'un homme de l'art, soit chargé pour lui de ce soin important. Donc, en dehors de quelques grandes villes privilégiées à cet égard par des arrètés d'exceptions, il n'est fait nulle part de vérification des décès et l'article 78, si scabreux dans sa teneur, est seul observé. — Il suffit en conséquence que deux parents ou voisins, sans titres bien sérieux à cette grave attribution, s'en viennent souvent à l'aventure, presque toujours par ouï-dire et parfois mensongèrement, déclarer un décès et *lui donner une date* pour que, sans contrôle de leur témoignage équivoque, la mort soit acceptée comme certaine et naturelle et que l'inhumation puisse se faire sans plus de formalités dans un délai que l'impatience de se débarrasser d'un cadavre peut abréger à volonté. « C'est ainsi que quelquefois, dit le docteur Josat, des logeurs font remonter à la veille des décès qui ne datent que du lendemain et gagnent sur la loi la moitié au moins du temps prescrit; à plus forte raison agiront de la sorte de criminels héritiers, pressés d'enfouir leur victime pour s'assurer l'impunité et jouir à leur aise du fruit de leur crime. »

Quant aux grandes villes moins négligées sous ce rapport, elles doivent cet avantage à des mesures toutes locales et qui n'ont guère jusqu'ici dépassé leur enceinte. — Justement émus de la difficulté pratique de la loi et de ses lacunes, certains préfets l'ont remplacée par des dispositions moins impuissantes à prévenir de funestes méprises et à révéler les marques parfois bien obscures du crime. C'est ainsi qu'en homme d'initiative, le comte Frochot, préfet de la Seine, adressa en 1806 aux maires de Paris une circulaire prescrivant qu'à l'avenir le délai de 24 heures pour les inhumations ne daterait plus de l'heure donnée par les témoins mais de celle de la déclaration et que l'examen des défunts serait fait invariablement par des docteurs en médecine. — Le comte de Rambuteau son successeur, insista à son tour sur la stricte exécution de ces louables mesures. Il recommandait en outre aux vérificateurs d'explorer minutieusement le corps des décédés et d'attendre pour cet examen que la mort fut suffisamment caractérisée. « Il est sous-entendu, ajoutait-il, que le délai prescrit pour les inhumations s'applique à l'ensevelissement, à la mise en bière, à l'embaumement, au moulage et à l'autopsie et qu'on doit, jusqu'à l'expiration de ce délai prendre autant de soin d'une personne défunte que s'il s'agissait d'un malade. »

Il est bien regrettable que ces prudentes dispositions n'aient reçu que des applications restreintes au lieu de s'étendre à la France entière qui se trouve aujourd'hui tout aussi désarmée qu'autrefois contre les dangers de la mort apparente et la perpétration de crimes trop souvent ignorés. « Malgré moi l'effroi me gagne, dit le docteur Josat, à la pensée de tous les crimes qui peuvent être impunément commis comme de tous les infortunés qui peuvent être ensevelis vivants. »

Le docteur Josat a bien raison de jeter ce cri d'alarme en songeant à « ces horribles tragédies qui peuvent se réaliser 30 ou 40 fois par an » et de réclamer énergiquement pour toutes les localités sans exception, l'application rigoureuse des mesures propres à les conjurer.

Nos législateurs comprendront-ils enfin que l'ordre social et la protection individuelle nécessitent des prescriptions capables de prévenir le retour de tant de sinistres réalités; car, ils ne sont point tous légendaires les drames lugubres qui protestent contre l'incurie et l'insuffisance de la règlementation actuelle. Il en est d'authentiques et en si grand nombre qu'il serait trop long d'en dresser la liste complète.

Pour ceux de nos lecteurs qui n'acceptent que les assertions doublées de preuves, ils pourront puiser à pleines mains dans les ouvrages que nous leur avons indiqués tous les renseignements propres à résoudre leurs doutes. — Nous nous bornons pour convaincre le scepticisme moins exigeant des autres à quelques documents de bonne source et tout à fait irréfragables.

Sans vouloir remonter de nouveau à l'ère

païenne, disons en passant que, même chez les anciens la coutume générale des funérailles tardives a parfois reçu de profondes atteintes s'il faut en croire plusieurs de leurs écrivains qui rapportent un certain nombre de résurrections de prétendus morts dont quelques-uns ne se ranimèrent que sur le bûcher destiné à les consumer.

Franchissant d'un bond l'immense période antérieure au XVIe siècle, nous avons déjà dit qu'à cette époque les inhumations suivaient le décès de si près que saint Charles Borromée dut opposer un édit sévère à cette redoutable précipitation. — C'est à la même époque que le cardinal Espinosa, ministre de Philippe II d'Espagne, se redressa pendant son autopsie sous le couteau sanglant du chirurgien qui l'avait cru mort et succomba dans un affreux supplice. — C'est encore à cette époque que le célèbre anatomiste Vésale fut condamné par le saint office à faire à pied le voyage de Palestine pour expier, par ce dur pélerinage d'où il ne revint pas, la fatale erreur qu'il avait commise en ouvrant un gentilhomme espagnol qui s'était ranimé pendant l'horrible opération. — C'est toujours à cette époque que vivait en France François de Civille, gentilhomme normand « trois fois mort, trois fois enterré et (par la grâce de Dieu) trois fois ressuscité » comme il se qualifiait lui-même.

Si nous consultons maintenant les documents contemporains les plus dignes de foi sur de semblables méprises, nous restons consternés !!..

Lors d'exhumations faites, non dans un esprit de recherches qui, sans doute, aurait multiplié les découvertes mais dans le seul but de déplacer des cimetières ou des sépultures, on a plus d'une fois trouvé des linceuls violemment déplacés ou dilacérés; ailleurs, c'étaient des cadavres dont l'attitude étrange et désordonnée témoignait d'un épouvantable réveil et d'une lutte désespérée contre les étreintes du cercueil; d'autres s'étaient complétement retournés; quelques-uns s'étaient mordu et déchiré les bras; des femmes étaient accouchées dans la tombe etc., etc. Touret lui-même, doyen de la Faculté de médecine fit des observations analogues lors de l'abandon du cimetières des Innocents, et, par crainte d'être enterré vivant, stipula que ses funérailles n'auraient lieu qu'après un degré marqué de décomposition.

Dans son livre sur l'incertitude des signes de la mort, Bruhier rapporte 181 faits très-circonstanciés; il s'agit de 52 personnes enterrées vivantes, de 53 revenues à la vie après leur ensevelissement, de 75 qui se sont ranimées avant qu'on les ensevelît, et de 4 enfin qui ne se réveillèrent que pour expirer sous les horribles morsures du scalpel.

On a calculé d'après le volume d'air respirable contenu dans un cercueil et qu'on évalue approximativement à 120 litres, que la mort devait arriver avant que le quart de cette provision fût dépensé ; il est donc à peu près certain que si le linceul est épais, si la bière est bien close et que la fosse soit impénétrable à l'atmosphère, la vie ne saurait durer plus de 40 à 60 minutes après l'inhumation ; mais, n'est-ce point là un siècle de tortures ?

La question des inhumations précipitées fut portée devant le sénat le 27 février 1866. Ce jour-là MM. Tourangin, de Barral et de la Guéronnière vinrent attester des faits inédits, bien propres à émouvoir l'Assemblée. — Dans cette même séance le cardinal Donnet, archevêque de Bordeaux, après avoir parlé de trois personnes de son diocèse qui s'étaient ranimées en quelque sorte sous ses yeux, raconta en termes émus l'histoire pathétique d'un jeune prêtre frappé de léthargie pendant qu'il prêchait et laissé pour mort par un médecin. Dans cette périlleuse situation il gardait comme bon nombre de noyés, toute sa lucidité d'esprit mais il ne pouvait remuer, ni proférer un seul mot; il entendit tinter le glas funèbre et réciter auprès de lui les prières des trépassés et déjà l'on songeait à s'occuper des derniers apprêts lorsqu'enfin ses mouvements se délièrent. — « Ce prêtre est aujourd'hui devant vous, ajouta l'orateur; devenu le cardinal Donnet, il vient demander aux dépositaires du pouvoir de veiller à ce que les prescriptions légales qui concernent les inhumations soient strictement observées et d'en formuler de nouvelles pour prévenir d'irréparables malheurs. Je sais, continua-t-il, que la loi a prescrit des précautions; a posé des règles pleines de sagesse ; mais ces règles sont-elles observées?.. si vous saviez le peu d'importance qu'on y attache quelquefois, surtout dans les campagnes, vous seriez effrayés. »

Les limites que nous nous sommes tracées nous obligent à ne point multiplier les anecdotes ; mais quittons un moment notre sombre sujet, et, pour nous en distraire un peu, racontons une histoire de résurrection que nous avons lue dans le remarquable ouvrage de Fernand Papillon : LA NATURE ET LA VIE.

En 1842, on allait mettre en terre, à la suite

d'une longue maladie, un riche habitant de Nantes. Ses héritiers firent grandement les choses et commandèrent de pompeuses obsèques. Le corps fut porté à l'église et l'office funèbre suivait son cours, lorsque au bruit des chants de deuil..... jugez de l'émotion!..... de la bière partit un étourdissant vacarme; c'était le mort qui ressuscitait. — Quelques jours après, il était tout-à-fait rétabli; mais l'incident n'était pas clos. — Il restait un compte à régler et la note des funérailles fut adressée au récalcitrant défunt; il refusa de payer une commande qu'il n'avait pas faite et renvoya les réclamants à ses héritiers; ceux-ci, n'ayant point touché les fonds destinés à cet usage, refusèrent de même. — Un procès s'ensuivit qui donna lieu à de réjouissants commentaires et fit pleurer à force de faire rire.

Ainsi donc, malgré l'absence de toute manifestation fonctionnelle, un mort peut n'être qu'endormi et il n'est point rare d'entendre parler, avec preuves à l'appui, de prétendus défunts que la tombe allait dévorer comme des proies vivantes, s'ils ne se fussent ranimés à temps.

Après avoir démontré, par des résumés exacts et quelques faits certains, la nécessité de la vérification médicale des décès au point de vue de la mort apparente, il nous reste à parler de cette indispensable mesure à propos des crimes ignorés.

Elles ne sont ni puériles, ni chimériques les craintes de ceux qui songent avec épouvante aux convoitises ardentes ou aux passions fatales qui parfois s'allument ou s'exaspèrent au chevet d'un malade et menacent de trancher avant l'heure, les jours de celui qui s'obstine à vivre trop longtemps. — Plus d'un monstre, très-soucieux de sa vie, reculerait, par crainte de la perdre, devant l'assassinat vulgaire; mais que la maladie l'aide à dérober son crime et qu'il ait pour complices le mystère et l'incurie de la loi, sa main ne tremblera point en versant le poison; il sent qu'une ombre épaisse protége ses noirs desseins, qu'il peut, sans risque, étouffer sa confiante victime ou s'associer au mal à un degré quelconque pour hâter ou décider une mort qu'il a résolue; il faut que sa proie succombe et il s'en charge.

Combien de victimes de ces crimes obscurs attendent sous la terre l'heure suprême de toute réparation, sans que la tombe ait jamais livré le secret de leurs derniers moments! Combien de criminels se sont soustraits à la vindicte humaine, parce qu'avec un soin jaloux, ils ont pu, sans la moindre gêne, écarter du cadavre tout regard indiscret et vengeur! Bourreaux et victimes ont souvent ainsi passé ignorés de la foule; parfois même la sympathie publique a mêlé ses condoléances aux simagrées d'un assassin.

Malgré son mutisme obstiné, la tombe est bien forcée parfois de rompre le silence. De tardives exhumations viennent de temps en temps fouiller ses froides entrailles et lui arracher de tragiques aveux. — Sur des cadavres inhumés sans soupçon, que de fois n'a-t-on pas retrouvé la hideuse piste du crime et combien de ces terribles découvertes ne ferait-on pas si l'on pouvait soulever tous les linceuls!.....

Il n'est point nécessaire de chercher loin de nous des faits à l'appui : deux affaires de fraîche date en sont de saisissantes preuves.

On vient de décapiter au village de Bourg la femme Bouyon, coupable d'assassinat sur l'enfant qui lui restait. Cette infernale *faiseuse d'anges*, non contente de faire ingurgiter des épingles au jeune martyr, lui en avait *lardé* le cœur. Ce n'était pas son coup d'essai, mais ce fut le dernier. Ce crime abominable fit enfin songer aux six autres enfants qu'elle avait déjà perdus. Tant de décès accumulés dans une seule maison, en un court intervalle, finirent par être sérieusement commentés et la justice à son tour s'en préoccupa. Des exhumations furent ordonnées et les épingles retrouvées en grand nombre dans les restes des pauvres petits, prouvèrent que cette tigresse, altérée de sang, les avait tués aussi de la même façon : c'était, paraît-il, *sa manière de procéder*. — Ainsi donc, une pareille hécatombe n'avait d'abord troublé personne et la tombe avait pu se refermer coup sur coup sur six frères assassinés sans que leur mort surexcitât l'opinion.

On vient de condamner à la peine capitale un habitant de Marseille, le nommé Urban, pour avoir empoisonné son fils avec de la digitale. La mort du jeune homme, que le monstre imputait sans broncher à une indisposition, eût peut-être aussi passé pour naturelle ; mais le médecin, appelé seulement six heures après le décès, fut surpris de cette invitation tardive à *soigner un malade qui n'existait plus* et comprit l'horrible vérité qu'une expertise en règle vint bientôt confirmer. — Trois ans auparavant, l'assassin avait, comme le démontra l'exhumation juridique, empoisonné sa femme avec la même substance, sans qu'aucune protestation vînt retarder d'une heure l'enterrement de la pauvre victime.

A l'aspect de toutes ces victimes de crimes ténébreux ou d'une aveugle précipitation qui semblent se dresser dans leurs tombes pour protester contre une incroyable imprévoyance et revendiquer pour les vivants de moins tristes garanties, n'est-il point temps enfin de décréter des mesures aussi faciles qu'efficaces et d'en assurer la rigoureuse exécution jusque dans la chaumière la plus retirée?..

Le lecteur ressent autant que nous, sans doute, le besoin de sortir au plus vite des sombres lieux où nous avons dû pénétrer pour dénoncer avec plus de force et d'autorité l'incurie et l'impuissance de la législation actuelle sur les décès.

Nous sommes obligé maintenant, pour n'être

point trop incomplet, d'exposer succinctement les principaux signes de la mort. Nous ne considérons point comme tels ceux qui manquent quelquefois ou qui peuvent se rencontrer aussi dans certaines perturbations vitales. Équivoques lorsqu'ils sont isolés, ils n'ont jamais, même quand ils sont en nombre, qu'une valeur propre à servir d'appoints; aussi nous bornons-nous à énumérer les phénomènes suivants qui d'ailleurs ne sont pas au complet : la décoloration du teint, l'immobilité des traits et des membres, l'aspect cadavérique, l'absence de toute manifestation fonctionnelle, le refroidissement, le relâchement des sphincters, la flexion des doigts, la netteté d'une glace et la fixité d'une flamme approchées de la bouche, l'affaissement du globe oculaire, l'enduit glaireux de la cornée, etc., etc.

Les quatre signes de la mort considérés par

les auteurs comme caractéristiques sont : la putréfaction, l'absence des battements du cœur, la rigidité cadavérique et l'abolition de la contractilité musculaire sous l'influence galvanique.

1° La putréfaction est assurément le plus saisissable d'entre eux; chacun la sent et l'aperçoit; mais ses fétides émanations sont loin d'être inoffensives pour le voisinage; de plus, si parfois elle se montre assez tôt, elle ne survient en général que de 24 à 36 heures après le décès; aussi dans notre pays, n'est-elle que rarement attendue et consultée; d'ailleurs les phénomènes cadavériques *qui la précèdent constamment* sont tout aussi probants et permettent de procéder aux inhumations dans un moindre délai ou même de les hâter si les défunts sont des foyers menaçants de contagion ou d'infection qu'il importe de livrer promptement à la terre.

2° L'absence des battements du cœur est d'une constatation plus délicate; le médecin seul peut s'en charger. — Il est incontestable que la vie s'éteint lorsque son rouage essentiel cesse de fonctionner et qu'elle est déjà gravement compromise si les contractions de cet organe s'affaiblissent et se ralentissent à l'excès. — Le plus long intervalle qui puisse les séparer n'a jamais dépassé 7 secondes, même dans l'extrême agonie; au delà de cette courte limite la vie est impossible; ausssi, peut-on affirmer avec le docteur Bouchut, que la mort est certaine lorsque cet intervalle a duré 5 minutes, c'est-à-dire 50 fois plus longtemps. Mais s'ensuit-il que l'absence des battements du cœur constatée par l'auscultation pendant 50 fois sept secondes, soit une preuve indiscutable de la mort? — De sérieux observateurs ont démontré, les faits en mains, que dans quelques cas de syncope, d'asphyxie, de congélation, de catalepsie, d'hystérie, de commotion cérébrale, etc., etc., les contractions du cœur pouvaient s'affaiblir au point de devenir tout à fait imperceptibles sans pourtant se suspendre, ni cesser de suffire à l'entretien de la vie. — D'ailleurs la constatation de ce long silence de cinq minutes oblige l'explorateur à un abaissement pénible et ininterrompu de la tête pendant un laps de temps difficile à soutenir; or, n'est-il pas à craindre que dans cette position gênante l'épreuve acoustique ne soit bientôt altérée par quelque trouble du côté de l'oreille ou par la perception du murmure moléculaire de Collongue? L'aphorisme du docteur Bouchut n'a donc point, suivant nous, de valeur absolue, et, comme semble l'avoir implicitement avoué l'Académie des sciences, la rigidité cadavérique doit être son *criterium* et son nécessaire complément.

3° La rigidité cadavérique nous paraît être à tous égards le signe par excellence; elle ne manque jamais, se reconnaît aisément, se manifeste assez vite et, comme elle est lente à disparaître, on a tout le temps désirable pour la constater. Elle se montre de 6 à 12 heures après le décès bien que quelquefois elle soit plus précoce, ou qu'elle puisse se faire attendre jusqu'à la 15e heure. — On a parlé d'un état spasmodique des muscles capable de la simuler; mais cette contracture, d'ailleurs assez rare, en diffère profondément; elle précède la mort ou lui succède aussitôt et cesse entièrement dans les deux heures qui la suivent, tandis que la rigidité cadavérique lors même qu'elle est très-prompte est très-*notablement consécutive au décès* et se prolonge jusqu'au moment de la putréfaction. En outre la première se reproduit après la cessation de l'effort qui l'a surmontée, tandis que la seconde, une fois vaincue, disparaît sans retour. — D'ailleurs pour distinguer dans quelques cas douteux, sans doute hypothétiques, ces deux phénomènes l'un de l'autre, il suffirait d'après le R. P. docteur Debreyne, d'examiner le globe oculaire. D'après ce savant trappiste, la mort est certaine lorsque la rigidité cadavérique s'accompagne de la flétrissure de l'œil et de l'obscurcissement de la cornée, tandis que la contracture et la mort apparente sont à supposer tout le temps que l'œil garde son *aspect physiologique*.

4° L'épreuve galvanique consiste, comme on le sait, à étudier l'influence d'un courant d'induction sur la contractilité musculaire. Cette contractilité peut se manifester aussi bien sur le cadavre que sur le vivant; son existence n'a donc aucune valeur différentielle; mais, comme elle s'éteint généralement de 7 à 8 heures après le décès, bien qu'on l'ait vu persister 27 heures, on peut affirmer que la mort est réelle lorsqu'elle a complétement disparu. — Malgré sa grande simplicité d'exécution puisqu'il suffit d'un appareil de poche très-facile à manier, ce moyen de contrôle n'offre en général aucun sérieux avantage; ce n'est, pensons-nous, qu'un succédané à peu près superflu dans l'immense majorité des cas; on concevrait pourtant l'utilité de son application dans l'hypothèse assez fantaisiste où les caractères de la contracture se confondraient indéfiniment avec ceux de la rigidité ou bien si cette dernière éprouvait à se déclarer un retard assez long pour empêcher une urgente inhumation.

Ici se termine notre travail que nous croyons devoir récapituler dans les conclusions suivantes :

1° Il n'est pas douteux que, dans certains états morbides, les phénomènes extérieurs de la vie peuvent s'obscurcir au point de se dérober entièrement sous les apparences de la mort;

2° Ces cas de mort apparente ont causé de nombreuses erreurs, toujours à redouter dans les localités dépourvues de médecins-vérificateurs, c'est-à-dire, dans presque toute la France;

3° La vérification des décès devrait être partout obligatoire et toujours confiée à des médecins, seuls aptes à discerner les caractères essentiels de la mort et à découvrir, à l'occasion, toute circonstance suspecte, tout indice de crime;

4° La rigidité cadavérique confirmée par la flétrissure et l'obscurcissement du globe oculaire contrairement à la contracture qui, comme la mort apparente, coexiste avec l'aspect physiologique de l'œil, est un signe de certitude indispensable à constater; aussi faudrait-il ne procéder à la vérification des décès qu'après le temps largement nécessaire à sa manifestation, c'est-à-dire au bout de douze heures au plus tôt;

5° Si, par mesure d'hygiène, il était nécessaire de faire l'enlèvement des corps avant même l'apparition, exceptionnellement tardive, de la rigidité ou si, par impossible, la mort restait indéfiniment incertaine, on ferait l'épreuve galvanique et l'on pourrait en toute assurance autoriser l'inhumation lorsque la contractilité musculaire serait totalement abolie.

6° Bien qu'un intervalle de 24 heures entre

le décès et l'enterrement suffise en général à la manifestation des différentes expressions de la mort autres que la putréfaction et que la mort apparente ne dure presque jamais aussi longtemps, il serait sage et logique, comme le conseille le docteur Tourdes, de ne porter les corps en terre qu'après un délai de 36 heures : grâce à cette courte prorogation sans dangers pour la salubrité publique, les phénomènes cadavériques achèveraient de se développer et s'accentueraient assez pour dissiper tous les doutes.

347. — Paris. Imprimerie Blot et Fils aîné, rue Bleue, 7.

www.ingramcontent.com/pod-product-compliance
Ingram Content Group UK Ltd.
Pitfield, Milton Keynes, MK11 3LW, UK
UKHW021318190726
13839UKWH00007B/1973